BEI GRIN MACHT SICH IHR WISSEN BEZAHLT

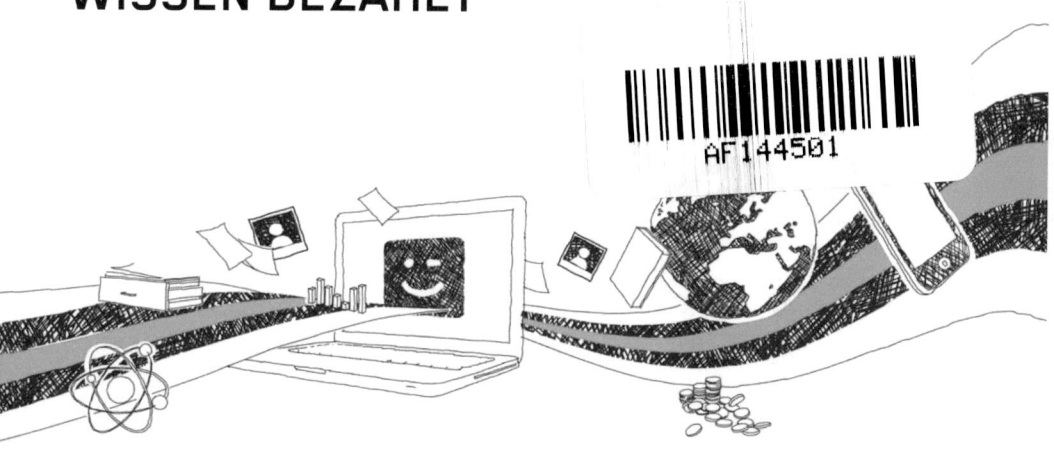

- Wir veröffentlichen Ihre Hausarbeit, Bachelor- und Masterarbeit

- Ihr eigenes eBook und Buch - weltweit in allen wichtigen Shops

- Verdienen Sie an jedem Verkauf

Jetzt bei www.GRIN.com hochladen und kostenlos publizieren

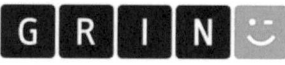

Bibliografische Information der Deutschen Nationalbibliothek:

Die Deutsche Bibliothek verzeichnet diese Publikation in der Deutschen National-
bibliografie; detaillierte bibliografische Daten sind im Internet über http://dnb.d-
nb.de/ abrufbar.

Impressum:

Copyright © 2010 GRIN Verlag, Open Publishing GmbH
Druck und Bindung: Books on Demand GmbH, Norderstedt Germany
ISBN: 9783640607761

Dieses Buch bei GRIN:

http://www.grin.com/de/e-book/149885/medizinische-und-oekonomische-aspekte-
zur-wundheilungsstoerung-nach-zahnextraktion

Hanno Sondermann

Medizinische und ökonomische Aspekte zur Wundheilungsstörung nach Zahnextraktion

GRIN Verlag

GRIN - Your knowledge has value

Der GRIN Verlag publiziert seit 1998 wissenschaftliche Arbeiten von Studenten, Hochschullehrern und anderen Akademikern als eBook und gedrucktes Buch. Die Verlagswebsite www.grin.com ist die ideale Plattform zur Veröffentlichung von Hausarbeiten, Abschlussarbeiten, wissenschaftlichen Aufsätzen, Dissertationen und Fachbüchern.

Besuchen Sie uns im Internet:

http://www.grin.com/

http://www.facebook.com/grincom

http://www.twitter.com/grin_com

Medizinische und ökonomische Aspekte zur Wundheilungsstörung nach Zahnextraktion
(Medical and Economic Aspects Related to Healing Problems Subsequent to Tooth Extraction)

Wundheilungsstörungen können als Komplikation nach einer Zahnextraktion auftreten. Das Leitsymptom ist ein anhaltender, starker und ausstrahlender Schmerz, dessen Intensität oft in keinem Verhältnis zur Geringfügigkeit des zahnärztlichen Eingriffes steht. Diese Schmerzsymptome können das Wohlbefinden erheblich beeinflussen. Eine AU-Schreibung des Patienten wird erforderlich. Es entstehen dadurch Kosten und Ausfallverluste im gesellschaftlichen Produktionsprozess.

Einleitung:

In der Literatur gibt es für die Wundheilungsstörung den klassischen Begriff des Dolor post extractionem (3,9,10) und die Bezeichnung Alveolitis (1,6,11).

Der Dolor post extractionem ist das Syndrom einer Wundheilungsstörung, das trotz ungünstiger Bedingungen der Extraktionswunde im keimhaltigen Milieu des Mundes relativ selten auftritt. Sein Leitsymptom ist ein anhaltender starker, oft in Richtung Ohr oder Stirn, ausstrahlender Schmerz. Dieser nach einer Extraktion auftretende Nachschmerz ist nach THOMA (14) Ausdruck einer terminalen Neuritis.
Am häufigsten beginnt der Wundschmerz nach einem kurzen beschwerdefreien Intervall am 2. Tag nach der Zahnextraktion. Die Ursache des Dolor post extractionem ist komplexer Art. Als häufigste Ursache werden vor allem infektiöse und mechanische Reize angesehen.

Statistisch ist der Dolor post extractionem eine mit durchschnittlich drei bis vier Prozent bei routinemäßigen Zahnextraktionen auftretende Komplikation. Bei Weisheitszahnentfernungen kann nach STRIETZEL (12) diese Art der Komplikation bis zu 30 Prozent betragen.
Dabei wird das Krankheitsbild des Dolor post extractionem bei Zahnentfernungen im Bereich der Molaren/Weisheitszähne 4 bis 8 mal häufiger beobachtet als bei der Extraktion von Inzisivi oder Prämolaren.

Der häufig benutzte Begriff Dolor post extractionem stellt nach BIRKE und FÜRTIG (3) den pathologischen Prozeß in der Alveole nur ungenügend dar, da mehrere Faktoren diesen pathologischen Vorgang begleiten. Das sind:
- fehlendes oder zerfallendes Koagulum
- eine Alveolarostitis
- eine terminale Neuritis.

Die häufigsten Gründe für den Zerfall des Blutkoagulums sind eine Plasminogenaktivierung durch kleine Knochenfragmente, Speichel, bakterielle Einflüsse sowie eine vermehrte Fibrinolyseaktivität.

Die dadurch bedingte Entzündung (Alveolitis) ist als Ostitis der knöchernen Alveolenwand unter anderem durch die Irritation freiliegender Nervendigungen, sowie durch den Anstieg des Plasmins und eine erhöhte Ausschüttung von Kininen für die Schmerzsymptomatik verantwortlich.

Die Behandlung des Postextraktions-Syndroms umfaßt drei wesentliche Aufgabenbereiche
1. Schmerzstillung
2. Wundrevision und Wundversorgung
3. Therapie der terminalen Neuritis und Verhinderung einer möglichen weiteren Infektionsausbreitung

Das Vorgehen erfolgt unter kombinierter Anwendung chirurgischer, physikalischer und medikamentöser Verfahren. Auf keine dieser therapeutischen Komponenten kann verzichtet werden,auch wenn sich heute eine zunehmende Verschiebung in Richtung medikamentöser Behandlungsmaßnahmen erkennen läßt.

Im Mittelpunkt der chirurgischen Verfahren steht nach einer Röntgenkontrolle die operative Wundversorgung. Durch sie werden nekrotische und nekrosegefährdete Wundgebiete und Infektionserreger entfernt. Anschließend wird das Wundgebiet mit einer 3%-igen Wasserstoffperoxidlösung gespült und für mehrere Tage eine Wunddrainage eingebracht.

Nach WAGNER(16) sollte zur Drainage ein Gazestreifen mit einer Chlorphenol-Kampfer-Methol-Lösung (CHKM) eingebracht werden, der in bestimmten Zeitabschnitten gewechselt wird.

Andere Autoren (AKOTA et.al.; BLOOMER und VEZEAU, 2/4/15) empfehlen für das Wundgebiet Jodoform- und Zinkoxidpasten, acetylsalicylsäurehaltige Apernyl-Kegel, chlortetracyclinhaltige Gazestreifen und Salben mit antimikrobiellen und anästhesierenden Zusätzen. In einer Studie konnte BUCH (5) unter Verwendung von Socketol (Fa. lege artis Pharma) gute Behandlungsergebnisse erzielen. Als weitere therapeutische Maßnahme wird von TERHEYDEN et. al. (13) die operative Behandlung beschrieben, bei der nach Ausfräsen der Alveolenwand eine sofortige plastische Deckung erfolgt. Eine systematische Gabe von Antibiotika bietet sich nur bei Risikopatienten an und ist z.B. bei anamnestisch bekannter Endokarditis unbedingt erforderlich. Physikalische-therapeutische Maßnahmen, hauptsächlich in Form von Wärme bewirken symptomatische und kausale Effekte. Mäßige Wärme wird von Patienten als angenehm empfunden, gleichzeitig wird durch die durchblutungsfördende Wirkung der Wärme die dem Syndrom zugrunde liegende vaskuläre Insuffizienz behoben oder günstig beeinflußt.

Praxisrelevante Therapieverfahren:

Im Sinne der kassenzahnärztlichen Richtlinien ist jeder Stomatologe gehalten, die Behandlung nach den Prinzipien der Wirtschaftlichkeit und Zweckmäßigkeit vorzunehmen.
In einer Umfrage unter zahnärztlichen Berufskollegen im umliegenden Territorium kristallisierten sich 3 häufig angewandte Therapieverfahren heraus:

- Versorgung des Wundgebietes mit einem CHKM Drain,
- Versorgung des Wundgebietes mit Socketol - Paste,
- Versorgung des Wundgebietes mit einem Zinkoxid-Eugenol Drain.

Untersuchungsmethodik:

Um vergleichbare Untersuchungsergebnisse zu erhalten wurden drei Patienten-Gruppen mit einheitlichen Therapieverfahren gebildet:

3

Gruppe A:

Wundrevision und Reinigung unter Lokalanästhesie; Wundspülung mit einer 3% -igen H_2O_2 Lsg. und Drainage mit einem in CHKM Lösung (Fa.A.Haupt & Co.) getränkten Gazestreifen.

Gruppe B:

Wundrevision und Reinigung unter Lokalanästhesie,Wundspülung mit einer 3%-igen H_2O_2-Lsg. und anschließender Wundfüllung mit einem Socketol-Paste (Fa.lege artis Pharma) beschichteten Gazestreifen.

Gruppe C:

Wundrevision und Reinigung unter Lokalanästhesie, Wundspülung mit einer 3%-igen H_2O_2 Lsg. und Einbringung eines mit Zinkoxid-Eugenol (Fa.Kettenbach) beschichteten Drainstreifens in den Wundbereich.

Allen Patienten wurde zusätzlich ein Schmerzmittel (Dolomo TN , Fa. Astellas Pharma GmbH) zur Selbstmedikation verordnet.

Ergebnisdarstellung:

	Gruppe A	Gruppe B	Gruppe C
Patienten-/Fallzahl	21	20	19
Behandlungsdauer (Tage)	6,2	3,5	4,1
Arbeitsunfähigkeit (Tage)	4,0	3,3	2,1
Anzahl der Wundbehandlungen	5,1	3,0	2,0
Schmerzfreiheit nach Tagen	3,4	2,9	1,5
Schmerzmittelverbrauch	mittel	gering	wenig
Vollständiger (natürlicher) Verschluß der Extr.-wunde in Tagen	21,3	19,1	24,6

Diskussion der Ergebnisse:

Der Dolor post extractionem ist in der täglichen Praxis eine häufige Komplikation nach Zahnextraktion. Das klinische Bild zeichnet sich durch starke Schmerzen aus, die in der Regel am 2. bis 4. Tag nach der Extraktion auftreten. Trotz fehlender Allgemeinsymptomatik stellt der lokale massive Schmerz eine starke Belastung für den Patienten dar. Eine Arbeitsunfähigkeit ist in der Regel die Folge.

In der Patientengruppe A (CHKM) erstreckte sich bei täglichen Spülungen und Drainagewechsel die Behandlungszeit im Mittel auf 6,2 Tage. Schmerzfreiheit wurde nach 3,4 Tagen erreicht. Die Behandlungsdauer war im Vergleich zu anderen Behandlungsgruppen am längsten.

In der Patientengruppe B (Socketol) zeigte sich eine deutlich geringere Behandlungszeit mit einem

Mittelwert von 3,5 Tagen. Dieser positive Wert wird auch von anderen Stomatologen bestätigt. Die Anzahl der erforderlichen Nachbehandlungen waren in der B-Gruppe geringer als in der A-Gruppe. Dies kann darauf zurückzuführen sein, dass die Inhaltsstoffe des Socketols (Thymol und Phenoxyethanol) auf die typischen Erreger im Wundbereich wirken.

BUCH (5) konnten bei der Therapie mit Socketol-Jodotamp-Drainstreifen die Behandlungszeit im Mittel auf 2,8 Tage reduzieren, bei 31 Prozent der Patienten wurde bereits am zweiten Tag eine Schmerzfreiheit erreicht .

In der Patientengruppe C (Zinkoxid-Eugenol) betrug die durchschnittliche Behandlungsdauer nur 4,1 Tage, die Schmerzfreiheit konnte bei diesen Patienten schon nach durchschnittlich 1,5 Tagen erreicht werden. Die Dauer der Arbeitsunfähigkeit war in dieser Gruppe am geringsten, im Durchschnitt waren es nur 2,1 Arbeitstage.

Allerdings muß aufgezeigt werden, daß die Behandlung mit Zinkoxid-Eugenol-Tamponaden aus heutiger Sicht nicht unumstritten ist.

Eugenol dient in der Zahnheilkunde als schmerzstillendes, antibakterielles und entzündungshemmendes Mittel. Eugenol wirkt nach PRASHAR et al. (8) aber auch zytotoxisch und gentoxisch. Die genotoxischen Effekte MUNERATO et.al. (7) sind individuell abhängig von der Aktivierung durch das Enzym P450.

Der Durchschnitt der Gesamtausfallzeit (Arbeitsunfähigkeit) aller Patientengruppen beträgt 3,1 Tage.

Eine Arbeitsunfähigkeitsbescheinigung wurde für 29,1 Prozent der Patienten ausgestellt.

AHRENS und SCHWERDTFEGER (1) fanden in ihren Nachuntersuchungen eine Arbeitsunfähigkeitsdauer von 1-3 Tagen, es wurde aber nur für 9,76 Prozent aller Patienten eine Arbeitsunfähigkeitsbescheinigung ausgestellt.

Schlussfolgerung und Zusammenfassung:

Aus der Vielzahl unterschiedlicher Behandlungsverfahren finden die Möglichkeiten der lokalmedikamentösen Therapie besondere Aufmerksamkeit.

Trotz des klaren Krankheitsbildes des Dolor post extractionem bzw. der Alveolitis gibt es keine einheitliche Therapieempfehlung. Der Vorteil der lokalmedikamentösen Behandlung liegt im sehr geringen ökonomischen Aufwand für die erforderlichen Therapiemittel.

Die Kosten für die Therapiemittel (Wasserstofflösung, CHKM, Socketol oder Zinkoxid-Eugenol und dazu notwendige Gazestreifen als Träger) sind sehr gering. Sie betragen pro Behandlungsfall nicht mehr als zehn Euro.

Durch die Beeinträchtigung des Allgemeinbefindens wird bei fast einem Drittel der Patienten eine Arbeitsunfähigkeit attestiert. Bei jüngeren Patienten wurde es häufiger auch gewünscht. Der durchschnittliche Arbeitsausfall im Vergleich aller Patientengruppen betrug 3,1 Tage. In der Patientengruppe C war der durchschnittliche Wert mit 2,1 arbeitsunfähigen Tagen am geringsten. Durch den Arbeitsausfall entstehen Kosten für den Versicherungsträger und Ausfallkosten im wirtschaftlichen Produktionsprozess. Aufgrund der sehr unterschiedlichen beruflichen Zusammensetzung der Patientengruppen ist eine direkte finanzielle Aussage nicht möglich.

Eine signifikante Beschränkung des Krankheitsbildes auf bestimmte Altersgruppen konnte in dieser Untersuchung nicht festgestellt werden.

Aus zahnmedizinisch-prophylaktischer Sicht sollte vor jeder Zahnextraktion unbedingt eine Mundspülung mit einer 0,2 prozentigen Chlorhexidinlösung erfolgen. Eine sorgfältige, verständliche Aufklärung des Patienten zum Verhalten nach einer Zahnextraktion ist für die Komplikationsvermeidung von entscheidender Bedeutung.

Summary:

Literature employs the traditional terms of *dolor post extractionem* and *alveolitis* to describe healing problems encountered subsequent to tooth extraction.

Healing problems can arise after to a tooth extraction. Their primary symptom includes a continuous, strong and radiating pain, whose intensity frequently bears no relation to the insignificance of the associated dental procedure. These pain symptoms can significantly influence the patient`s overall well-being. In turn, this often results in the patient`s inabilitiy to continue working.

As a consequence, costs and time lost due to illness occur in the social production process.

Literaturverzeichnis

1) Ahrens, H.G. und K. Schwerdtfeger
   Studie zur Alveolitis
   Med. Diss. Rostock 1988

2) Akato I, Alvsaker B, Bjornland T.
   The effect of locally applied gauze drain impregnated with chlortetracycline ointment in mandibular third-molar surgery.
   Acta Odontol Scand 56,25-29 (1998)

3) Birke, W. und W. Fürtig
   Ein Beitrag zur medikamentösen Therapie des Dolor post extractionem
   Dtsch. Stomat. 20 (1970) 5, 370-389

4) Bloomer, CR
   Alveolar osteitis prevention by immediate placement of medicated packing
   Oral Surg Oral Med Oral Pathol Oral Radiol Endod 90, 282-284 (2000)

5) Buch, R.S. et al.

Dolor post extractionem - Die lokale Therapie der Alveolitis mit medikamentösen Einlagen

Zm 95 (2005) 20,54-58

6) Klammt, J. und F. Schubert

Die Abhängigkeit der Alveolitis von der Zahnextraktion und dem Extraktionstrauma

Dtsch Z Mund Kiefer Gesichtschir 10, 135-137 (1986)

7) Munerato, M. C. et al.

Genotoxic effects of eugenol, isoeugenol and safrole in the wing spot test of Drosophila melanogaster

Mutation Research, (2005) 582 (1-2), S. 87-94, PMID 15781214

8) Prashar, A. et al.

Cytotoxicity of clove (Syzygium aromaticum) oil and its major components to human skin cells

Cell Prolif., (2006) 39 (4), S. 241-248, PMID 16872360

9) Schneider, A. und W. Wolf

Behandlung des Dolor post extractionem

Stomatol. DDR 37 (1987) 309-311

10) Schroll, K.

Dolor post extractionem (PES)

Zahnärztl. Prax.: 29 (1978) 94-97

11) Sjogren, P. und I. Hedstrom

Effect estimates and methodological quality of randomized controlles trials about prevention of alveolar osteitis following tooth extravtion

Oral Surgery - Oral Medicine - Oral Radiol Endod 2007, 103, 8-15

12) Strietzel, F.p. und G. Phillip

Das Ögram-System

Ein Beitrag zur Minimierung des Traumas nach Zahnextraktion

Quintessenz (1996) 47, 693-705

13) Terheyden, H. et al.

Die operative Behandlung des Dolor post extractionem

Dtsch. Zahnärtzl. Z 50, 78-81 (1995)

14) Thoma, K.H.

Oral Surgery Bd. 1

C.V. Mosby Company, Saint Louis 1965

15) Vezeau, P.J.

dental extraction wound management:medicating postextraction sockets

J. Oral Maxillofac Surg 58, 531-537 (2000)

16) Wagner, W.

Zahnentfernung

Schwenzer N., Ehrenfeld M. (Hrsg.) Zahnärztliche Chirurgie. Georg Thieme Verlag,

Stuttgart, New York 2000

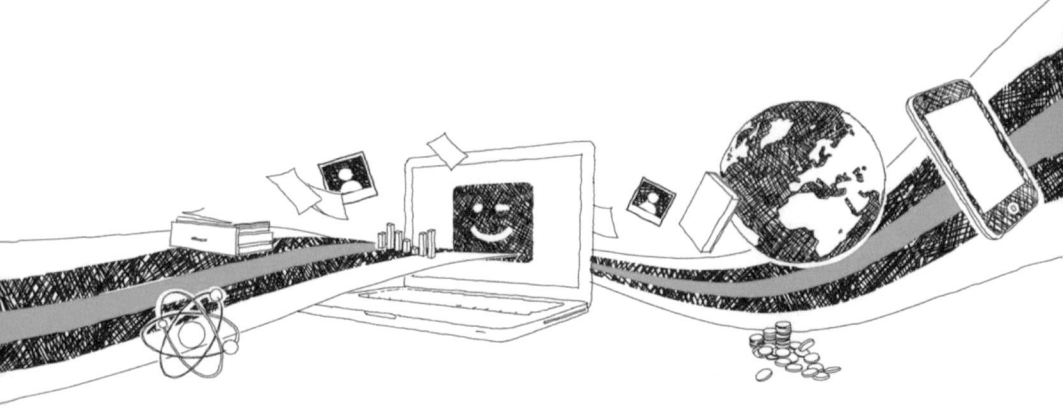
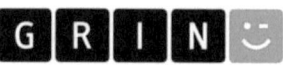